DU PÉRIOSTE

AU POINT DE VUE PHYSIOLOGIQUE ET CHIRURGICAL.

DU PÉRIOSTE

AU POINT DE VUE

PHYSIOLOGIQUE ET CHIRURGICAL

PAR

L. OLLIER

Chirurgien en chef de l'Hôtel-Dieu de Lyon

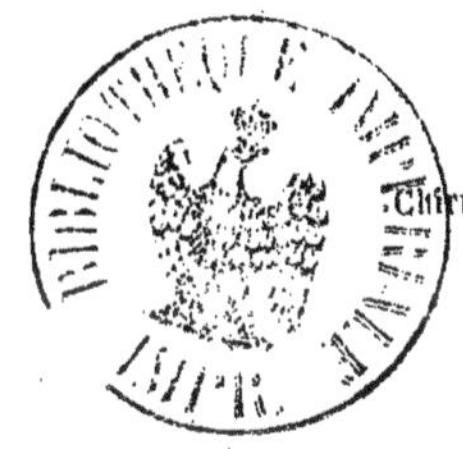

COMMUNICATION ORALE FAITE AU CONGRÈS MÉDICAL DE LYON,
LE 28 SEPTEMBRE 1864.

PARIS
VICTOR MASSON ET FILS
Place de l'Ecole-de-Médecine.

1865

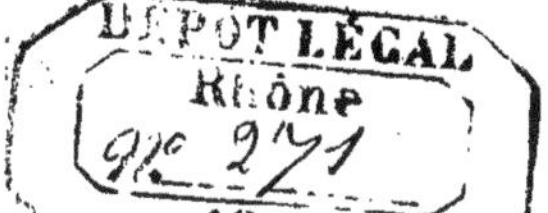

DU PÉRIOSTE

AU POINT DE VUE PHYSIOLOGIQUE & CHIRURGICAL

> C'est dans le périoste même que naît l'os nouveau et non dans une substance, dans un épanchement quelconque étrangers au périoste.
>
> FLOURENS. — *Théorie Expérimentale de la formation des Os*, 1847, page 9.

MESSIEURS,

J'avais eu d'abord l'intention de n'examiner que les applications à la chirurgie des recherches expérimentales modernes sur le système osseux, je voulais ainsi me renfermer strictement dans la question qui s'agite devant vous, et en négliger le côté purement physiologique, malgré l'intérêt toujours nouveau qui s'attache aux études de ce genre. Mais, des objections ayant été soulevées récemment dans la presse et devant quelques sociétés savantes (1) contre les expériences fondamenta-

(1) Sédillot. — *Gaz. méd. de Strasbourg* et *Gaz. méd. de Paris*, 1864. — Discussions et communications à la Société de médecine de Strasbourg et à la Société de chirurgie de Paris, 1863 et 1864.

les qui avaient inspiré les applications cliniques, j'ai cru qu'il fallait prendre mon sujet de plus haut. Ce ne sont pas seulement, en effet, les déductions que j'avais tirées de mes expériences qui ont été contestées, ce sont ces expériences elles-mêmes. Il est vrai qu'on ne les a attaquées que par des négations; là où j'ai affirmé, d'autres ont nié; là où j'ai obtenu des résultats positifs, d'autres ont échoué. Je pourrais, sans doute, me contenter des démonstrations publiques que j'ai faites dans d'autres enceintes depuis six ans (1), et me dispenser ainsi de répondre à des arguments qui, par le fait seul de leur qualité négative, ne peuvent rien détruire. Mais vous me permettrez de suivre une marche opposée. Mis, pour ainsi dire, en demeure de prouver une fois de plus la réalité de ce que j'ai avancé, je ne puis souhaiter de tribunal plus compétent que cette réunion où brillent tant d'hommes éminents et que Lyon s'honore de posséder aujourd'hui.

Les objections qu'on m'a adressées ailleurs ayant été reproduites devant vous par l'un ou l'autre des honorables membres qui m'ont précédé à la tribune (2), je pourrai répondre à la fois à tous mes contradicteurs, et l'exposé de mes principales expériences sera mon premier argument. Quant à la justification de leurs applications à la chirurgie, je pourrais me dispenser de l'entreprendre après le magnifique succès que M. Aubert vient de vous faire constater; à lui seul il est toute une démonstration. Je vous montrerai cependant par quelle série de déductions j'ai été conduit à proposer et à mettre en pratique

(1) Principalement devant la Société de Chirurgie et la Société de Biologie, à Paris.

(2) MM. Marmy et Desgranges.

certaines opérations, et je citerai des faits cliniques à l'appui. J'aurai soin, à ce propos, de ne vous parler que de faits observés par moi-même ou publiés par leurs auteurs. C'est là une règle de prudence qu'il ne faut jamais oublier dans une discussion; j'aurai du reste, chemin faisant, l'occasion de vous montrer combien il est dangereux de s'appuyer sur des faits qu'on ne connaît qu'incomplètement et par ouï-dire.

Pour que rien ne manque à la clarté et à la rigueur de ma démonstration, je ne me servirai que des résultats expérimentaux que je pourrai vous faire constater. Je n'avancerai rien qui ne puisse immédiatement être vérifié par vous sur les pièces nombreuses que j'aurai l'honneur de faire passer sous vos yeux. Je réduirai ma thèse à dix propositions ou mieux à dix séries de propositions comprenant les résultats de mes expériences physiologiques et leurs applications. En agissant ainsi je ne sortirai pas de la question, je rendrai seulement ma réponse plus scientifique et plus complète.

Première proposition. — *Le Périoste produit du tissu osseux par lui-même, par le développement normal, régulier de ses éléments anatomiques propres. Il doit ses propriétés à sa couche profonde composée de cellules plasmatiques et à laquelle j'ai donné le nom de couche ostéogène.*

Depuis longtemps on discutait sur le rôle du périoste dans le phénomène de la formation et de la régénération des os. Les uns avec Duhamel, Fougeroux, Flourens, le considéraient comme formant le tissu osseux par lui-même, les autres avec Haller, Bichat, Béclard, Müller, Robin, ne voyaient rien de spécial dans son action ; ils le considéraient ou comme une membrane nourricière ou comme une membrane protectrice. Il y a peu d'années encore, un des auteurs que je viens de citer, J. Müller (1), traitait même d'antiphysiologique l'opinion de Duhamel. Des deux côtés les affirmations étaient catégoriques et les opinions parfaitement tranchées. Fallait-il alors se contenter, avec un grand nombre de chirurgiens, de ce procédé antiphilosophique, qui, sous prétexte d'éclectisme, veut concilier les propositions les plus contradictoires, en les reconnaissant toutes comme possibles et vraies dans certains cas

(1) Eléments de Physiologie, trad. par Jourdan, tome I, p. 318.

donnés. Il y avait, ce me semble, une autre marche à suivre : expérimenter de nouveau et chercher des preuves plus décisives et plus convaincantes.

Je répétai d'abord les expériences de mes prédécesseurs, mais je reconnus qu'en étudiant comme Duhamel le rôle du périoste dans les fractures, ou même, comme Heine et M. Flourens, dans les résections, il était difficile de démontrer la part des divers éléments de l'os dans l'acte reproducteur. On ne pouvait rigoureusement démêler ce qui revenait au périoste quand cette membrane était encore en rapport plus ou moins direct avec le tissu osseux et la moelle. Je recherchai alors le moyen d'éliminer toute cause d'erreur. J'eus l'idée, en procédant par voie analytique, d'étudier isolément et successivement toutes les sources présumées de la régénération osseuse. J'isolai donc les différents tissus ; je les étudiai séparément, soit dans leur situation normale en conservant leurs rapports anatomiques, soit en les déplaçant et en les transplantant dans des régions éloignées. Je procédai ainsi pour le périoste, la moelle, le cartilage, le tissu osseux et les tissus périphériques, muscles et tendons, et j'arrivai à des résultats qui me permirent d'émettre des propositions que je crois assez rigoureuses pour qu'on ne puisse plus les contester.

Je commençai par le périoste que je détachai de l'os ; je disséquai d'abord un lambeau de cette membrane de 6 à 8 centimètres le long du tibia sur le lapin, je l'enroulai autour du membre entre les muscles ou sous la peau, et j'obtins ainsi des os ou plutôt des prolongements osseux de formes variées. Je fis des os en cercles, en spirale, en croix, etc., etc..., je donnai enfin à l'os nouveau la forme que je voulus ; et pour cela je n'avais qu'à fixer le périoste dans une situation déterminée ;

au bout de vingt ou vingt-cinq jours, je trouvais un os de la forme du périoste ou pour mieux dire je trouvais un périoste ossifié.

Cette expérience me parut fondamentale, elle apportait une preuve simple et irréfutable des propriétés ostéogéniques du périoste, elle répondait à la plupart des objections qu'on avait adressées, depuis Haller jusqu'à Bichat, à la doctrine de Duhamel.

Elle prouvait que le périoste fournissait de l'os par lui-même indépendamment des tissus voisins, et au point de vue chirurgical elle promettait de nouvelles ressources à l'autoplastie; elle augmentait sa puissance d'un degré en nous enseignant le moyen de produire du tissu osseux dans des régions tout-à-fait étrangères à l'ossification. Ce fut alors, en 1858 (1), permettez-moi de rappeler cette date, que j'émis le principe de l'Ostéoplastie Périostique et que je proposai de doubler de périoste les lambeaux cutanés et muqueux, pour la réparation du squelette de la face.

Deux ans après, l'éminent professeur de chirurgie à l'Université de Berlin, M. Langenbeck, adopta ce principe, et en fit les brillantes applications que vous connaissez tous.

Mais je ne m'arrêtai pas à cette première expérience que je viens de signaler. Avant même d'en tirer des conséquences chirurgicales, je la modifiai pour la rendre plus concluante encore et répondre par cela même à toutes les objections qu'il m'était possible de prévoir. On pouvait dire que, dans cette expérience, la substance osseuse nouvelle provenait de l'os an-

(1) *Gazette hebdomadaire.* Des moyens chirurgicaux de favoriser la reproduction des os après les résections, 1858.

cien lui-même, puisque le lambeau de périoste n'en était pas complètement séparé. On pouvait penser que le suc osseux (pardon, Messieurs, de cette expression surannée que je n'emploierais pas si elle ne se retrouvait encore sous la plume de quelques-uns de nos contemporains, partisans attardés de Haller), on pouvait penser, dis-je, que le suc osseux *sécrété* par l'os coulait le long du périoste, ou bien que les vaisseaux de l'os communiquant avec ceux du périoste lui conservaient sa spécificité. On pouvait enfin supposer que cette proéminence osseuse partait de l'os et prolongeait peu à peu sa pointe sous le périoste qui servirait alors seulement de moule à l'ossification nouvelle. Ce n'étaient certainement pas là des arguments à redouter de la part de ceux qui tiennent compte des notions modernes sur la genèse des tissus, mais enfin je voulais com battre ou prévenir les arguments même les moins physiologi ques, et pour cela je fis l'expérience suivante :

Après avoir détaché et fixé entre les muscles le lambeau de périoste, je le laissai vivre, ou du moins prendre quelques adhérences pendant trois ou quatre jours, puis, avant qu'il fût ossifié, je retranchai près de l'os quatre ou cinq millimètres de toute l'épaisseur du lambeau, de manière à interrompre toute continuité entre le périoste et l'os. Je constatai alors que, malgré cette interruption, le périoste continuait à s'ossifier, et qu'un os nouveau, indépendant des os normaux, se formait là où se trouvait le lambeau de périoste.

Mais cela ne me satisfit pas encore. Pour répondre à la fois à toutes les objections possibles, je songeai à transplanter le périoste dans des régions éloignées immédiatement après sa séparation de l'os (1).

Je le transplantai de la jambe au front ou au dos, et je vis alors cette membrane emporter partout avec elle ses propriétés ostéogéniques. Partout où je greffais du périoste, un os nouveau se formait et non-seulement un amas informe de corpuscules calcaires, mais un os formé des éléments caractéristiques du tissu osseux, se creusant de vacuoles à l'intérieur et ayant, au bout d'un certain temps, un véritable canal contenant de la substance médullaire et entouré d'une couche compacte.

Pouvais-je désirer une confirmation plus claire et plus entière de mes premières expériences, et une justification plus complète des conclusions que j'en avais déjà tirées? Pouvais-je demander une preuve plus rigoureuse des propriétés ostéogéniques du périoste et de l'autonomie de cette membrane? Y avait-il encore possibilité de douter de la participation directe du périoste à l'ossification? J'ai cru la démonstration suffisante, et j'ai pu dire alors avec plus de fondement qu'auparavant :

Le périoste forme du tissu osseux par lui-même. Cette propriété ostéogénique est inhérente à son tissu, il l'emporte partout avec lui, et ne l'emprunte pas aux tissus qui l'entourent.

Cette expérience pouvait suffire pour la chirurgie, ou du moins pour la justification des diverses opérations que j'avais

(1) Si le périoste ainsi transplanté s'ossifiait, mes premières conclusions étaient définitivement confirmées ; si, au contraire, il restait fibreux ou ne se greffait pas sur les tissus voisins, mes précédentes expériences conservaient toute leur valeur. La transplantation pouvait apporter une preuve de plus à l'appui, elle ne pouvait, dans aucun cas, fournir une preuve contraire.

imaginées, mais il y avait à poursuivre cette transplantation au point de vue physiologique et à en tirer des conséquences pour la genèse des éléments anatomique et la greffe des tissus. Je n'insisterai pas sur ce point, je rappellerai seulement les expériences les plus importantes parmi celles que j'ai faites dans le but de poursuivre l'étude analytique de l'ostéogénèse naturelle ou artificielle.

Après avoir démontré que le périoste faisait de l'os par luimême, j'ai dû me demander si tous les éléments de cette membrane y contribuaient pour une égale part, et, pour arriver à ce but, j'ai procédé comme dans les expériences précédentes, j'ai étudié séparément chacun de ses éléments.

Le périoste des jeunes animaux doit être considéré comme composé de deux couches, intimement unies d'ailleurs ; une couche externe, fibreuse, dense, formée principalement de fibres de tissu conjonctif, mêlées à une plus ou moins grande quantité de fibres élastiques, et une couche profonde dans laquelle dominent les cellules et les noyaux libres. C'est cette dernière couche qui donne naissance à l'os en passant par des modifications qu'on ne peut bien apprécier qu'en les suivant au microscope. Je la désigne sous le nom de *couche ostéogène* (1).

J'ai isolé ces deux couches dans deux expériences que vous me permettrez de vous rappeler.

Je détache un lambeau de périoste du tibia sur une longueur

(1) Quand on décolle un lambeau de périoste, cette couche reste en partie adhérente à l'os. La couche la plus superficielle de l'os n'est que cette couche encore incomplètement ossifiée. Elle joue un rôle très-important dans la réparation des plaies osseuses et dans la reproduction du périoste sur les parties dénudées.

de six centimètres, comme si je voulais faire une transplantation. Ce lambeau reste adhérent à l'os par une de ses extrémités. Je le tends en le tirant par son extrémité libre ; je râcle ensuite sa face profonde sur la moitié de son étendue, de manière à enlever toute la couche ostéogène, puis je l'enroule autour des muscles de la jambe. Je sacrifie l'animal au bout de trois semaines, et je trouve un os nouveau au niveau de la partie qui n'a pas été râclée, tandis que la partie qui a été dépouillée de sa couche ostéogène est restée fibreuse et a perdu, pour un certain temps du moins, ses propriétés ostéogéniques.

Cette expérience me paraît démontrer l'activité propre de la couche ostéogène, mais il est possible d'apporter une preuve plus directe et partant plus concluante encore.

Je transplante cette couche ostéogène, c'est-à-dire le produit du râclage exécuté comme je viens de le dire pour la précédente expérience, et je sème sous la peau d'une région éloignée ces éléments anatomiques désagrégés et privés de vaisseaux. Eh bien, ici encore, j'obtiens du tissu osseux. Quelques semaines après l'expérience, je trouve de petits grains presque microscopiques, mais formés de véritable tissu osseux, à la place des débris de périoste, des amas de cellules périostiques que j'ai transplantés.

Je n'insisterai pas sur cette expérience au point de vue de la physiologie générale. Elle montre d'une manière évidente l'autonomie des éléments anatomiques, et nous explique le mécanisme de la greffe animale. Mais je laisse ce côté de la question, malgré tout l'intérêt qu'il peut présenter, et je ne veux y voir pour le moment qu'une confirmation de ma théorie sur le rôle du périoste dans l'ossification.

Voici quatorze pièces pour la démonstration de ces diverses expériences. Vous pourrez voir des os circulaires développés autour de la jambe avec le périoste du tibia, et des os de trois ou quatre centimètres développés sous la peau du front avec le périoste du même os. Une des pièces démontre les petits points osseux obtenus par la transplantation des débris de la couche ostéogène. La plupart de ces pièces se rapportent au lapin, mais cinq ont été obtenues sur le chat. Parmi ces dernières, il y a deux noyaux osseux développés sous l'aine par la transplantation d'un lambeau de périoste du tibia. Quatre sont fraîches et doivent compter parmi les plus démonstratives.

J'appellerai encore votre attention sur une pièce qui se rapporte au chat, et qui nous servira pour légitimer les opérations de rhinoplastie au moyen de l'Ostéoplastie périostique. Vous y verrez une apophyse de deux centimètres de long, et plus épaisse que l'os du crâne, développée au-dessus de l'orbite par le déplacement du périoste frontal. Si j'insiste sur cette dernière pièce, c'est qu'on m'a objecté que le lapin était trop éloigné de l'homme pour que les résultats expérimentaux fournis par cet animal fussent applicables à la chirurgie (1).

---

(1) Sur les chiens, le périoste du tibia enroulé autour des muscles de la jambe, ainsi que le périoste du crâne retourné sous la peau, s'ossifient également.

DEUXIÈME PROPOSITION. — *Le périoste et certains cartilages* (1) *sont les seuls tissus qui possèdent cette propriété. L'ossification peut envahir cependant tous les autres tissus de la substance conjonctive; mais ceux-ci ne s'ossifient qu'accidentellement et sous l'influence d'une irritation formative qu'il n'est pas en notre pouvoir de maîtriser ni de régler.*

Dans le développement normal des os, ce n'est pas du périoste que vient toute la substance osseuse. L'ossification commence avant que le périoste soit distinct, et pendant l'accroissement le cartilage de conjugaison est l'origine d'une portion de la substance osseuse. C'est ce dernier tissu qui fournit les éléments de l'accroissement en hauteur des os longs, et qui permet aux os larges de croître dans diverses dimensions. Il y a transformation du tissu cartilagineux en tissu osseux. Je n'ai pas le temps d'étudier ce développement au point de vue histogénique. Il y a à la fois production d'éléments nouveaux et substitution de tissus; et bien que le mode de formation des ostéoplastes soit encore plein d'obscurité, on peut dire que l'ossification ne présente pas de différences essentielles, qu'elle provienne du périoste ou du cartilage. Ce n'est guère cependant que dans les os rachitiques qu'on peut surprendre

(1) Cartilage fœtal d'ossification et cartilage de conjugaison.

et démontrer la transformation de la cellule cartilagineuse en cellule osseuse.

La production de l'os par le périoste, n'est pas une sécrétion ; il n'y a rien de comparable entre ce phénomène et la production de la salive ou des autres liquides fabriqués par des appareils glandulaires spéciaux. Le périoste produit de l'os, par la prolifération et la multiplication des cellules plasmatiques qui se trouvent à sa face profonde. Ces cellules se multiplient, la substance intercellulaire se sclérotise, est envahie ensuite par les sels calcaires, les ostéoplastes se forment et se dessinent, et l'ossification est effectuée.

Tous les tissus de la substance conjonctive peuvent s'ossifier : les tendons s'ossifient, la dure-mère s'ossifie ; la peau elle-même, la choroïde s'ossifient dans des conditions pathologiques. Mais dans ce dernier cas, l'ossification n'est qu'un accident, tandis qu'elle est un fait normal, régulier pour le périoste. Cette explication est fondamentale; elle fait comprendre les différents modes d'ossification et les rattache l'un à l'autre ; mais aussi elle les différencie et ne permet pas de les confondre. Elle nous donne la clef pour interpréter une foule de phénomènes qui paraissent au premier abord contradictoires.

Les cellules du périoste ressemblent à beaucoup d'autres cellules de l'économie, elles n'ont rien qui nous paraisse caractéristique dans leur forme ; mais elles ont, passez-moi l'expression, une spécificité physiologique.

Nous pouvons les faire ossifier à notre gré, et pour cela, nous n'avons qu'à leur laisser suivre la loi de leur développement régulier ; tandis qu'il n'est pas en notre pouvoir de faire ossifier les autres tissus d'origine conjonctive. Dans mes expériences sur la transplantation, j'ai dû rechercher si d'autres organes ne partageaient pas avec le périoste la propriété de faire de l'os. Mais je n'ai pu produire de la substance osseuse avec aucun autre tissu, le cartilage excepté. J'ai transplanté des tendons, des membranes fibreuses, de la moelle, et toujours inutilement. Ces tissus se sont greffés, mais ils sont restés fibreux ou celluleux, ou bien encore se sont transformés en graisse. Quant à la moelle, que diverses théories considèrent comme une source normale d'ossification, je dirai que ce tissu joue certainement un grand rôle dans la formation de l'os, mais il agit d'une manière toute différente du périoste. Il prend la place de l'os qui se résorbe, mais ne forme pas le tissu osseux normalement. Il peut cependant s'ossifier, mais il lui faut un élément dont le périoste peut se passer, c'est-à-dire l'irritation.

Voici un mot, Messieurs, sur lequel je dois m'expliquer avant d'aller plus loin. Virchow a envisagé l'irritation des tissus vivants à trois points de vue. Il décrit l'irritation fonctionnelle, l'irritation nutritive et l'irritation formative. Celle-ci a pour effet de produire dans certains tissus, tissu conjonctif, tissu épithélial, une augmentation de nombre et de volume des éléments, et d'amener secondairement des modifications dans l'aspect et la masse des tissus. Ces modifications sont en rapport avec le degré d'irritation. Si l'irritation est modérée, elle amène l'hyperplasie des éléments ; si elle est trop violente, elle amène diverses altérations dans la cellule plasmatique, et finalement la production du pus.

Dans la substance conjonctive, elle détermine souvent l'ossification, bien que le tissu irrité ne s'ossifie pas dans son développement normal (ossification de la plèvre, du péricarde). Si elle s'exerce sur un tissu qui ait une tendance naturelle à s'ossifier comme le périoste et le cartilage, elle active notablement cette ossification. De là, les exostoses, les hyperostoses qu'on observe souvent sur l'homme après des contusions de l'os ou un traumatisme quelconque, et qu'on peut artificiellement reproduire chez les animaux en variant les degrés d'irritation.

C'est cette irritation qui occasionne les cals exubérants dans les cas de fractures s'accompagnant de décollement considérable du périoste. C'est le même phénomène qui explique la production de ces os monstrueux, à la suite des nécroses, et après certaines résections sous-périostées, la reproduction d'une masse osseuse plus volumineuse que la partie enlevée.

Cette irritation se retrouve plus ou moins dans la plupart des expériences qu'on pratique sur les animaux, et elle contribue souvent à obscurcir les phénomènes et à voiler leur véritable signification. C'est là encore une des raisons qui m'ont fait transplanter certains tissus pour étudier leurs propriétés caractéristiques. J'ai pensé que, contrairement à l'irritation sur place, la transplantation ne pouvait pas augmenter ces propriétés ; elle avait, au contraire, chance de les diminuer en diminuant la vitalité des tissus.

Une irritation, formative à un degré modéré, devient au contraire destructive lorsqu'elle est poussée au point d'amener une véritable inflammation. Dans le premier cas, elle a pour effet la multiplication des cellules ; elle produit dans le second la transformation ou plutôt la répression graisseuse, et finalement la destruction de ces éléments et la formation des globules purulents.

Irritez un os d'une manière modérée par un procédé quelconque, soit en dilacérant son périoste, soit en perforant son canal médullaire, et le résultat de cette irritation sera un coup de fouet donné à l'ossification, à la formation des ostéoplastes, et finalement à l'accroissement en hauteur et en épaisseur de l'organe, si l'expérience est faite sur un jeune sujet. Au contraire, faites une fracture comminutive avec broiement des parties molles, de manière que l'irritation soit excessive, que l'animal ait la fièvre, soit malade, et vous entraverez l'ossification ; vous ferez subir des modifications régressives aux éléments destinés à se convertir en os ; du pus alors se formera. Cette différence dans le processus explique pourquoi l'ossification se produit ou fait défaut dans le périoste. Ce tissu malgré sa disposition toute spéciale à s'ossifier peut rester momentanément ou définitivement mou et fibreux, si sa couche ostéogène est trop profondément altérée ou détruite par des influences locales et générales.

Nous verrons plus tard combien cette distinction entre les divers modes d'irritation est utile pour comprendre la différence des phénomènes qui peuvent suivre la résection ou l'ablation d'un os. Pour le moment, constatons seulement que les divers tissus d'origine conjonctive ne répondent pas de la même manière aux diverses causes irritantes. Les propriétés ostéogéniques du périoste sont surexcitées, l'augmentation de la substance osseuse est la règle après une excitation modérée de cette membrane. Quant aux autres tissus fibreux ou lamineux s'ils peuvent accidentellement s'ossifier, s'ils s'ossifient même assez fréquemment sur certains animaux lorsqu'ils sont en contact avec le périoste après les fractures dans la formation du cal, il faut ne pas oublier que nous ne pouvons pas calculer ni régulièrement mettre en jeu cette propriété (1).

(1) Dans cette ossification des tissus étrangers à l'os, il y a comme une

TROISIÈME PROPOSITION—*Le périoste reproduit les portions d'os où les os entiers enlevés. — La reproduction est plus complète et plus rapide après les résections qu'après les ablations totales.—Le périoste ne peut être remplacé par aucun tissu, malgré la fréquence des ossifications extra-osseuses accidentelles. — Quand le périoste a été complètement enlevé, il n'y a pas de reproduction véritable à ce niveau. — Si le fragment osseux est très-petit, la reproduction par la gaine périostique peut être remplacée par des végétations osseuses venant des deux bouts de l'os.*

Après ce que je viens de dire sur les propriétés ostéogéniques du périoste transplanté, c'est-à-dire, placé dans des conditions qui doivent diminuer sa vitalité, je ne devrais peut-être pas insister beaucoup sur la reproduction des os par le périoste laissé dans ses rapports normaux, et par conséquent dans un milieu plus favorable à son activité. Mais je ne veux pas me contenter d'une induction quelque légitime qu'elle soit, quand il est si facile de démontrer directement ce que je veux faire admettre. Je me dispenserai même d'invoquer les expériences

action de présence ou de voisinage exercée par le périoste ou par les autres éléments de l'os. Lorsqu'un os a été complètement enlevé avec son périoste, les tissus voisins ne s'ossifient pas; c'est dans les fractures accompagnées de graves désordres locaux que les ossifications extra-osseuses se produisent principalement. Certaines diathèses les favorisent.

si remarquables de Heine, Flourens (1), Syme, Wagner, etc., car il est bien entendu que je ne dois vous parler que des résultats que je pourrai vous faire constater.

Voici un certain nombre de pièces sur lesquelles vous pouvez voir l'os enlevé à côté de l'os reproduit ; vous pouvez vous convaincre que la reproduction est bien réelle et qu'il n'y a pas seulement du tissu osseux, mais un os reproduit. Les portions régénérées sont dans certains cas plus considérables que les parties enlevées ; elles en rappellent la forme, et quelquefois la reproduisent parfaitement. Mais il faut pour cela diverses conditions, et indépendamment des conditions physiologiques dont je m'occuperai bientôt, il est une condition physique que je considère comme essentielle : c'est l'immobilité des parties pour maintenir dans toute sa longueur la gaine périostique, qui doit servir de moule au nouvel os. Chez les animaux, cette condition est très-difficile, impossible même à obtenir dans certaines régions, pour les segments des membres à un seul os, pour l'humérus et pour le fémur par exemple. C'est pour cela que dans mes expériences, je choisis le plus souvent un segment de membre à deux os au moins, la jambe, l'avant-bras, le métacarpe ou le métatarse; l'os ou les os restants servent d'attelle, et malgré les mouvements de l'animal, conservent au périoste et aux tissus voisins une immobilité relative. Chez l'homme, cette condition s'obtient plus facilement, voilà pourquoi la reproduction de certains os s'y fait plus complètement que chez les animaux. Chez ces derniers, nous ne pouvons pas nous

(1) Les expériences de M. Flourens sont réunies dans son livre intitulé : *Théorie expérimentale de la formation des os*, 1847. Pour celles des autres expérimentateurs, voyez A. Wagner, *Arch. gén. de médecine*, 1853-54-55.

servir d'appareils contentifs. Dès qu'on leur place une attelle ou un bandage quelconque ils s'agitent pour s'en débarrasser ; ils le déchirent, et ils font autant de mouvements que si on abandonne le membre à la nature. Ils ne supportent que certaines substances emplastiques qui constituent une espèce de cuirasse inamovible, mais qui maintiennent imparfaitement le membre.

Aussi la série des pièces que je fais passer sous vos yeux, se rapporte-t-elle spécialement à la résection ou à l'ablation du radius. Vous verrez que dans les deux cas, la reproduction s'est effectuée, mais elle est toujours plus complète dans les ablations partielles que dans les ablations totales. Chez les sujets adultes même et surtout chez les vieux, la régénération après l'extirpation *totale* d'un os fait généralement défaut et reste toujours imparfaite. Vous pouvez voir cependant des radius entiers régénérés ; sur deux pièces, l'os reproduit est plus long et plus gros que l'os enlevé ; l'animal avait notablement grandi pendant que la reproduction s'effectuait. La reproduction est aussi plus rapide après les ablations partielles qu'après les ablations totales.

Pour obtenir ces reproductions, j'ai soigneusement conservé le périoste ; c'est là la condition essentielle, car les résultats diffèrent du tout au tout quand on a conservé le périoste ou quand on l'a enlevé avec l'os.

Il y a une expérience bien simple que j'ai faite bien souvent, et que j'ai répétée encore, dans ces derniers temps, sur différents animaux, pour faire apprécier l'importance du périoste dans la régénération des os.

Sur un chien, sur un chat, sur un lapin, sur un animal quelconque faites le même jour et dans des conditions aussi semblables que possible, la résection de la plus grande partie de la diaphyse des deux radius. D'un côté enlevez le périoste avec l'os, de l'autre conservez avec soin le périoste. Laissez vivre l'animal autant de temps que vous voudrez, un mois, six mois, un an et plus, et puis disséquez les deux membres. D'un côté vous trouverez l'os régénéré, de l'autre vous constaterez une absence totale de régénération. Du côté où le périoste a été conservé, l'os a été reproduit; de l'autre, les deux bouts de l'os laissés dans la plaie, se sont soudés au cubitus, et il ne s'est pas produit de tissu osseux dans l'intervalle.

Cette expérience est si simple, si facile qu'elle réussit toujours, à moins qu'il n'y ait une de ces causes d'erreur que j'exposerai dans un instant. Et cependant malgré sa simplicité, elle a échoué entre les mains d'autres expérimentateurs. Bien plus, elle semble avoir donné à mon honorable contradicteur, M. Marmy, des résultats absolument contraires à ceux que j'annonce et que j'ai toujours obtenus. D'après lui, la reproduction serait plus complète du côté où le périoste a été enlevé avec l'os.

Ici, Messieurs, je me perds dans la recherche des causes qui ont pu amener de pareils écarts. Je laisse à d'autres le soin de découvrir pourquoi le périoste si complaisant entre certaines mains est si intraitable dans d'autres, et j'aime mieux vous dire tout simplement ce que j'ai obtenu et comment je l'ai obtenu.

Voici deux pièces vieilles de six ans, les mêmes qui ont été dessinées dans mon premier mémoire sur la *Production artificielle des os*. Elles ont survécu à beaucoup d'autres que j'avais préparées à cette époque. Elles se rapportent à la résection du radius sur le lapin. D'un côté, sur l'avant-bras droit, le périoste avait été conservé et l'os a été reproduit; de l'autre, le périoste a été enlevé avec l'os, et la reproduction fait complètement défaut. En voici de semblables, mais toutes fraîches. En voici d'autres prises sur le chat ; d'autres enfin prises sur le chien.

Voici encore deux ablations de la plus grande partie de radius sur le pigeon, et ici je prends à dessein des animaux éloignés de l'homme et dont les tissus sont disposés d'une manière toute particulière aux ossifications. Eh bien, vous constatez toujours l'absence complète de reproduction du côté où le périoste a été enlevé.

Toutes, je le répète, sont semblables quant à leur résultat.

Le périoste ne peut donc être remplacé par aucun autre tissu; les tissus lamineux et fibreux avoisinant le foyer de la résection peuvent s'ossifier cependant accidentellement et pathologiquement. Ils peuvent être le siége d'ossifications irrégulières autour de certaines fractures, mais ils ne s'ossifient jamais en quantité suffisante, du moins, dans les circonstances où on a le plus besoin de leur voir éprouver ce processus, dans les cas d'ablation totale d'un os, par exemple.

Si vous examinez les pièces dans lesquelles j'ai enlevé l'os avec son périoste, vous pouvez voir que les surfaces de section des deux bouts de l'os sont le siége de végétations ou le point de départ d'aiguilles osseuses généralement rudimentaires, mais dans deux cas assez marquées. Ce fait est important pour expliquer certaines régénérations sans périoste, qui au premier abord, semblent venir à l'encontre de ma théorie.

Si vous n'enlevez, en effet, que quelques millimètres de la diaphyse, la continuité de l'os peut parfaitement se rétablir sans qu'on ait conservé le périoste. Ces végétations osseuses peuvent se réunir lorsqu'elles sont exubérantes, et que les surfaces de section ont éprouvé un rapprochement consécutif. Mais pour peu que la partie enlevée soit considérable, cette source d'ossification est insuffisante pour rétablir la continuité de l'os. Chez des animaux très-jeunes cependant, chez les pigeons par exemple, comme Charmeil l'avait déjà remarqué, ces végétations venant des deux bouts de l'os peuvent acquérir de grandes proportions (1).

Pour obtenir ces résultats avec toute la netteté désirable, il faut, indépendamment des conditions générales du sujet sur lesquelles je reviendrai bientôt, deux conditions opératoires que je dois signaler dès à présent.

Il faut d'abord faire une opération nette et régulière. Si vous décollez le périoste de manière à le détruire ; si vous le détachez avec la pointe d'un scalpel de manière à laisser la couche ostéogène adhérente à l'os que vous allez enlever ; si surtout vous le séparez des tissus périphériques de manière à détruire la plupart de ses vaisseaux nourriciers, il est certain que vous diminuerez sa vitalité, que vous l'exposerez à une trop vive inflammation, et que vous lui ferez perdre ses propriétés caractéristiques. Faites au contraire l'expérience avec précaution ; décollez le périoste avec une lame mousse au lieu de le disséquer; s'il est adhérent, raclez l'os de manière à laisser du côté du périoste la totalité de la couche ostéogène et même la couche la plus externe de l'os, celle qui n'est pas encore complètement ossifiée; ne séparez pas sur une trop grande étendue la surface externe du périoste des tissus périphériques,

(1) Je dois dire que dans mes expériences, même sur les très-jeunes animaux, *lorsque j'ai eu soin de bien enlever le périoste*, je n'ai jamais observé d'ossifications aussi considérables que celles que décrit cet expérimentateur.

et vous serez dans les meilleures conditions pour obtenir des reproductions complètes. Le rôle de la couche profonde du périoste explique du reste, et justifie à *priori* toutes ces précautions.

Rien de si facile que d'éviter cet écueil chez les jeunes animaux ; chez eux le périoste est si peu adhérent à l'os qu'il est souvent beaucoup plus facile de laisser cette membrane en place que de l'enlever. Aussi quand on veut faire les expériences comparatives dont je viens de vous parler, faut-il apporter une attention toute spéciale pour enlever la totalité de la gaîne périostique. On peut laisser dans la plaie, aux points où des ligaments, des muscles, des tendons s'implantent sur l'os, de petits lambeaux de périoste qui donneront lieu à des aiguilles ou à des noyaux osseux, et qui enlèveront à l'expérience toute sa valeur.

Je crois que les expérimentateurs ne se sont pas mis assez en garde contre cette cause d'erreur, et je ne saurais trop y insister. Si l'on n'y fait la plus grande attention, on pratique, sans le savoir ou sans le vouloir, des résections partiellement sous-périostées.

QUATRIÈME PROPOSITION. — *Tous les os se reproduisent quelle que soit leur forme. — Le périoste a une propriété reproductive d'autant plus énergique qu'il est pris sur des os épais et volumineux. — Les os minces, papyracés sont ceux qui se reproduisent le plus difficilement et le plus incomplètement. — Les épiphyses des os longs se reproduisent comme les diaphyses ; les os plats et les os courts se reproduisent comme les os longs quoique à un inégal degré.*

J'ai là vingt et une pièces se rapportant aux diverses formes d'os, et prises sur différents animaux ; je vous ai déjà fait voir, à propos des propositions précédentes, que ce n'est pas seulement au lapin que j'emprunte mes moyens de démonstration ; le chat et le chien m'ont fourni des arguments aussi probants, et vous pouvez achever de vous convaincre que le périoste a la même propriété chez ces divers animaux.

Les os longs sont ceux sur lesquels on a le plus souvent expérimenté ; cela tient à la facilité de l'expérience; mais les os plats et les os courts se réparent par le même mécanisme et d'après les mêmes lois. D'une manière générale, je dirai que la propriété régénératrice du périoste est en raison directe de l'épaisseur de la portion d'os qu'il recouvre. C'est sur les points où l'os est le plus volumineux que le périoste est lui-même généralement le plus épais.

Le périoste tenant en réserve les éléments de l'accroissement de l'os en épaisseur, doit en être d'autant plus fourni qu'il recouvre des parties destinées à croître davantage. La même remarque s'applique au cartilage de conjugaison; pendant l'accroissement, il est d'autant plus épais que l'os s'accroît davantage à ce niveau. Pour un os long, s'il y a une extrémité d'élection pour l'accroissement, comme je l'ai prouvé par des expériences directes (1), il me paraît aussi y avoir une extrémité qui se régénère plus facilement : c'est celle qui est en rapport avec l'excès d'accroissement. Ainsi l'extrémité inférieure du radius se régénère plus facilement et plus complètement que la supérieure. Vous pouvez le voir sur plusieurs pièces.

Les os plats peuvent être divisés en plusieurs catégories, au point de vue de la structure de leur périoste. Quelques-uns (omoplate, ilium) sont entourés de toutes parts par les muscles ou le tissu cellulaire intermusculaire comme les os longs; d'autres sont recouverts par un périoste confondu avec une membrane muqueuse (maxillaire supérieur, os constituant les fosses nasales); d'autres enfin ont un périoste confondu avec une membrane séreuse (os du crâne). Voici des pièces qui prouvent la régénération de ces divers os; l'une vous montre la régénération de la fosse sous-épineuse de l'omoplate (chien); l'autre se rapporte à la voûte palatine (chat); sur celles-ci enfin, vous pouvez voir la régénération du crâne en voie de s'accomplir par l'intermédiaire de la dure-mère (lapin).

Personne ne peut douter aujourd'hui, je pense, de la nature

(1) *Journal de la physiologie*, par Brown Sequard, 1861, et *Mémoires de la Société des sciences médicales de Lyon*, 1862 et 1863.

périostique de la face externe de la dure-mère. Pour résoudre la question, j'ai procédé pour cette membrane comme pour le périoste, je l'ai transplantée, et j'ai obtenu des noyaux osseux de nouvelle formation.

La reproduction des os courts sera mise hors de doute par les deux expériences suivantes. Voici un calcanéum enlevé dans ses trois quarts postérieurs et reprôduit avec exubérance ; mais cet os étant plus rapproché des os longs que des os courts chez le lapin, je vous montrerai un cuboïde enlevé totalement et reproduit d'une manière qu'on peut appeler complète, bien qu'il soit plus aplati que l'os enlevé. Le poids de l'os nouveau est à l'os ancien dans la proportion de 12 à 13.

On avait mis en doute la reproduction des épiphyses ; mais voici des radius de chat et un humérus de lapin qui résoudront, j'espère, la question. Vous voyez des noyaux osseux à la place des épiphyses enlevées, et entre ces noyaux et la masse osseuse qui s'est produite à la place de la portion de la diaphyse réséquée, existe un cartilage de nouvelle formation qui persiste pendant plus ou moins longtemps avant de s'ossifier, et qui joue de cette manière le rôle d'un cartilage de conjugaison temporaire, pour pourvoir pendant un certain temps à l'accroissement de l'os nouveau.

Certainement que le périoste ne peut pas reproduire les saillies articulaires recouvertes de cartilage. Ces parties sont, par cela même, en dehors de l'action du périoste ; elles ont un mode de formation et d'accroissement spécial. Le périoste ne peut reproduire que ce qu'il forme normalement, et il ne forme que ce qu'il recouvre.

Dans cette étude de la reproduction des différents os, il faut toujours séparer les résections des ablations totales ; car je vous l'ai déjà fait remarquer, la régénération est proportionnellement plus complète, quand on n'enlève qu'une partie d'un os.

Dans la réparation de l'os après l'ablation des diaphyses, il faut tenir compte chez les jeunes animaux du cartilage de conjugaison, qui se trouve à chaque extrémité de la partie enlevée. Si on laisse ce cartilage dans la plaie en rapport avec l'épiphyse, il continuera à produire de la substance osseuse comme à l'état normal, et bien que sa propriété ostéogénique soit plus ou moins troublée par le traumatisme et la réaction consécutive, il pourvoira à l'accroissement de l'os en longueur, une fois la partie intermédiaire reproduite par le périoste. Dans les cas où on enlève une des portions juxta-épiphysaires d'une diaphyse, c'est-à-dire une de ses parties terminales, le vide peut être comblé sans l'intermédiaire de la gaîne périostique; les couches successivement produites par le cartilage de conjugaison se réunissant à la surface de section de la diaphyse. Mais ici encore, il faut que la portion enlevée soit très-petite, et il se produit toujours un mouvement de déplacement de l'épiphyse vers la diaphyse, comme vous pouvez le voir sur ce radius de lapin; la surface articulaire inférieure est remontée et l'épiphyse est venue à la rencontre de la diaphyse. Quatre millimètres environ avaient été réséqués. Il n'y a donc pas en réalité reproduction de la partie enlevée; il y a rapprochement des surfaces de section et continuation de l'accroissement de l'os en longueur par le cartilage de conjugaison.

Cinquième proposition. — *Une circonstance domine la reproduction des os ; c'est l'état de santé générale du sujet. — La reproduction est arrêtée par la fièvre et par de mauvaises conditions de nutrition générale. Elle est par cela même tardive chez certains sujets qui ne recouvrent la santé que longtemps après la résection qu'ils ont subie. — La jeunesse des sujets est une condition très-favorable et même indispensable pour avoir des reproductions complètes. — On peut, par une irritation préalable, augmenter sur les sujets adultes ou vieux les propriétés ostéogéniques du périoste.*

Voici trois pièces sur lesquelles j'appelle tout particulièrement votre attention, parce qu'elles me paraissent démontrer avec toute la netteté désirable l'importance des conditions générales du sujet pour la reproduction des os. Elles ont encore un autre intérêt en ce qu'elles se rapportent à la voûte palatine; elles viennent ainsi confirmer l'application de l'Ostéoplastie périostique à la réparation des pertes de substance de cette région; elles me serviront, en outre, pour répondre à quelques objections qui m'ont été faites, il y a quelques mois, devant la Société de chirurgie.

Ces trois pièces ont été prises sur des chiens auxquels j'avais pratiqué la résection de la voûte palatine sur une étendue de 16 à 18 millimètres en longueur et de 9 à 11 en largeur maximum. De ces trois chiens, l'un était choréique, amaigri, mal portant, en un mot, au moment de l'opération. Il a été ensuite tenu dans de mauvaises conditions hygiéniques. Il est crevé au vingt-troisième jour. Il n'y a pas de reproduction de la partie enlevée: à peine un point au milieu, comme la moitié de la tête d'une épingle.

Le deuxième chien, assez bien portant, quoique chétif au moment de l'expérience, a été mal soigné après son opération, mal nourri, il est tombé malade au bout de huit ou dix jours et est crevé au vingtième jour. Sur cet animal, il n'y a aussi qu'un commencement de reproduction, une traînée osseuse de deux millimètres de large sur six de long, et de plus un liseré périphérique, très-peu marqué, du reste, sur les bords de la perte de substance.

Le troisième animal était gras et bien portant au moment de l'expérience. Il a été aux petits soins après son opération; on l'a tenu dans les meilleures conditions hygiéniques; puis on l'a sacrifié au vingt-huitième jour. Eh bien! examinez sa voûte palatine, et vous trouverez une reproduction complète. Il y a une masse osseuse de nouvelle formation aussi épaisse presque que celle qui a été enlevée. L'os nouveau n'est pas encore confondu avec l'ancien. Il y a comme une suture harmonique entre la pièce nouvelle et le pourtour de la perte de substance. Je vous fais remarquer cette particularité, parce qu'elle indique que l'os nouveau n'est pas une émanation de l'ancien, mais une formation indépendante due au périoste.

Ces pièces peuvent se passer de commentaires; elles donneraient cependant matière à de nombreuses déductions, mais je préfère vous rappeler d'autres faits pour vous montrer qu'il s'agit là d'une loi générale, et non pas d'un simple accident d'expérimentation.

A une époque, j'expérimentais simultanément dans deux milieux bien différents quant à la salubrité. Je tenais certains animaux à la campagne dans un lieu parfaitement sain, et j'avais d'autres opérés dans des cages à l'École pratique de Paris, où ils avaient à souffrir et du froid et de la viciation de l'air. Vous connaissez tous l'insalubrité proverbiale de ce milieu ; aussi, quand je comparais les résultats d'une même série d'expériences, trouvais-je des différences notables, selon que mes animaux appartenaient à la première catégorie ou à la seconde. A la campagne, sur des animaux vigoureux, bien nourris, j'avais le plus souvent des reproductions rapides, complètes ; les plaies se réunissaient par première intention, et les opérés guérissaient au bout de quelques jours. A l'Ecole pratique, la plupart crevaient, tous suppuraient pendant un temps plus ou moins long; la production osseuse était lente, tardive et incomplète.

En analysant avec plus de soin l'influence de ces conditions, je dois signaler la fièvre et l'inflammation du membre opéré comme les causes qui arrêtent le plus constamment la production de l'os. Si l'animal prend la fièvre dès le lendemain de l'opération, et qu'il succombe au bout d'une dizaine de jours, on ne trouve pas le travail de réparation commencé ; il y a, au contraire, des fusées purulentes et un décollement du périoste produit par l'inflammation elle-même qui s'étend plus ou moins loin au-dessus des surfaces de section de l'os. Si la fièvre s'arrête, le travail de réparation commence presque aussitôt; l'inflammation locale diminue graduellement et du tissu osseux se forme. La production de l'os continue, bien que la plaie suppure. Ce n'est pas tant la suppuration qui entrave l'ossification que l'inflammation qui précède et occasionne la suppuration.

On rencontre souvent, à côté des parties qui suppurent, des ossifications exubérantes. Dans la réparation de certaines fractures compliquées, le cal est tardif, mais exubérant; autour des parties nécrosées, il se forme un os nouveau plus volumineux que l'ancien, et cela malgré la suppuration du foyer.

Chez les animaux en expérimentation, une fois la fièvre et l'inflammation locale disparues, il faut se mettre en garde contre la viciation chronique de la nutrition par alimentation insuffisante, ou le défaut d'aération; il ne faut pas les enfermer dans des réduits étroits et obscurs. Aussi recommanderai-je aux expérimentateurs qui voudront répéter mes expériences de tenir le plus grand compte des conditions hygiéniques, qu'il est souvent difficile d'obtenir dans une grande ville et qu'on réalise si facilement à la campagne. Tout ceci fait comprendre pourquoi le temps nécessaire à la reproduction d'un os est très-variable. Son accomplissement est subordonné à tant de circonstances locales et générales, qu'il faut faire la part de chacune d'elles, si l'on veut calculer approximativement le temps nécessaire pour un cas donné. D'une manière générale, je dirai : plus la reproduction commence tôt, plus elle sera complète. On ne doit pas espérer une véritable régénération, quand il ne s'est pas formé au moins quelques masses osseuses dans les trois premiers mois. Je suis cependant moins absolu sur ce point que je ne l'étais à l'époque où j'ai publié mes premières observations (*Journal de physiologie*, 1859). J'avais constaté alors sur plusieurs animaux que l'ossification, troublée dans les premiers temps de l'expérience, n'avait pu se compléter plus tard. Mais depuis lors, diverses expériences sur les os plats de la face ou du crâne m'ont montré qu'il fallait attendre plus longtemps avant de déclarer terminé le travail de reproduction. Chez les animaux qui ont bien supporté l'opération et qui n'ont pas d'accidents consécutifs, la régénération commence immédiatement, et au cinquième ou sixième jour, on trouve déjà des petits noyaux osseux de nouvelle formation dans la gaîne périostique.

La reproduction des os est plus facile et plus rapide chez les jeunes sujets. Dans le premier âge, et surtout chez certains animaux (pigeon), la moindre irritation traumatique du périoste donne lieu à des ossifications exubérantes. L'épaisseur plus grande de la couche ostéogène chez les sujets qui croissent explique la plus grande facilité de la reproduction à cet âge. Les fractures se consolident plus rapidement et avec un cal plus volumineux chez les jeunes animaux. C'est dans les premiers temps de la vie, jusqu'à l'époque où les épiphyses commencent à se souder, qu'on peut obtenir des portions osseuses de nouvelle formation rappelant presque rigoureusement les portions enlevées. Plus tard, dans l'âge adulte et la vieillesse, les propriétés ostéogéniques du périoste diminuent et cessent même complètement à l'état normal. De plus, le cartilage de conjugaison n'est plus là pour lui venir en aide. Voilà pourquoi la résection sous-périostée d'un os sain, pratiquée sur des lapins adultes âgés de deux ou trois ans, ne donne lieu qu'à des reproductions incomplètes et même rudimentaires, lorsqu'une portion osseuse considérable a été enlevée. Mais cependant les os se cicatrisent et se réparent à tous les âges, et chez l'adulte on peut obtenir des reproductions partielles suffisantes pour la forme et la fonction du membre, malgré la diminution de l'activité du périoste.

Partant de ce fait qu'une irritation modérée augmente les propriétés ostéogéniques de cette membrane, j'ai eu l'idée de l'irriter sur les animaux en la détachant de la surface de l'os au moyen d'un poinçon introduit à travers la peau. J'irrite même la moelle dans ce but par des perforations de la diaphyse. Cette irritation amène un épaississement du périoste ; la couche ostéogène se reforme ; l'os prend, en un mot, les propriétés qu'il avait dans le jeune âge. Si alors on opère la résection sous-périostée d'une portion de cet os, on a une reproduction de substance osseuse plus considérable que dans les cas où l'on fait cette opération sans irritation préalable.

Chez les jeunes animaux on augmente aussi les propriétés ostéogéniques du périoste par l'irritation préalable. Parmi les pièces qui circulent vous pourrez voir deux radius de chien sur lesquels une résection a été pratiquée : d'un côté, par le procédé ordinaire ; de l'autre, après avoir irrité le périoste. L'ossification réparatrice, très-abondante sur les deux pièces, est exubérante du côté irrité. Ces deux pièces ont été préparées par un interne très-distingué de nos hôpitaux, M. Léon Tripier.

Sixième proposition. — *Chez l'homme, les os se reproduisent comme chez les animaux. — On ne peut pas établir une échelle de proportion rigoureuse, selon les diverses espèces; mais l'observation démontre que le périoste joue absolument le même rôle. — Les faits cliniques sont dans l'accord le plus parfait avec les faits expérimentaux; ils démontrent la nécessité du périoste pour obtenir des reproductions. — La reproduction échoue sur l'homme par les mêmes causes qui la font échouer sur les animaux; tant que la fièvre existe, tant que la santé générale est dans de mauvaises conditions, la régénération ne peut s'opérer. — Elle s'accomplit plus tard, quand la santé générale est revenue, si le périoste n'a pas été détruit ou trop altéré par la suppuration.*

La régénération des os chez l'homme, à la suite des nécroses ne peut faire un doute pour personne; depuis trois siècles, elle a été surabondamment démontrée. L'observation clinique permet de constater des reproductions aussi complètes que celles que l'on peut obtenir par l'expérimention, en faisant des nécroses artificielles à la manière de Troja. Les fractures se consolident par le même mécanisme que chez les animaux. La formation du cal et la régénération des os sont des phénomènes du même ordre, je pourrais même dire des phénomènes identiques quant au processus qui les constitue essentiellement. Il y a donc dans cette simple observation des raisons suffisantes pour admettre *à priori* une analogie entre la réparation des os après les résections chez l'homme et chez les animaux. Sans doute que certains animaux ont une disposition toute particulière aux ossifications exubérantes; sans doute que certains oiseaux produisent plus facilement de la substance osseuse que les mammifères sur lesquels nous avons expérimenté. Parmi ces mammifères même, l'aptitude à la production de l'os n'est pas absolument égale, et il n'est pas possible d'établir une échelle de proportion rigoureuse. Mais le processus réparateur est toujours le même; c'est toujours par le même mécanisme que l'os se répare, et s'il en était autrement chez l'homme, ce serait une monstruosité physiologique qui détruirait ce que nous savons de plus positif en physiologie générale. Ceux qui sont persuadés que le chirurgien doit s'inspirer de la physiologie et se retremper constamment à cette source féconde me diront peut-être qu'il est inutile de tant insister sur ce point. Qu'ils me permettent cependant de continuer à suivre la même marche et à ne rien avancer sans preuves. Je me suis aperçu, dans les diverses discussions qui ont eu lieu à propos du périoste, que sur les principes même, on était loin de s'entendre.

Les faits cliniques sont dans l'accord le plus parfait avec les faits expérimentaux. Nous avons vu que chez les animaux il ne suffisait pas de conserver du périoste pour avoir des reproductions, mais qu'il fallait diverses conditions soit générales, soit locales. Il en est de même chez l'homme. Un os ne se reproduira pas, une fracture ne se consolidera pas, tant qu'il y aura de la fièvre, tant que les mauvaises conditions générales ou locales persisteront. Bien que le périoste ait été conservé, ses propriétés ostéogéniques ne se manifesteront pas, tant que l'organisme sera en souffrance. Quand on fait l'autopsie de sujets morts à la suite de fractures au vingtième et même au quarantième jour, on peut ne pas trouver le moindre travail réparateur. Il en sera de même sur les opérés qui auront succombé après une résection sous-périostée ou après une amputation avec lambeau périostique. L'état morbide qui aura été cause de la mort aura empêché le périoste de manifester ses propriétés. C'est exactement ce que nous constatons chez les animaux, même sur ceux qui produisent le plus facilement du tissu osseux.

Dans les hôpitaux, les mauvaises conditions hygiéniques où se trouvent placés nos opérés produisent des résultats absolument semblables à ceux que je constatais sur mes animaux tenus dans un milieu malsain. Les épidémies qui sévissent si souvent sur nos malades, érysipèle, diphthérite des plaies, entravent, arrêtent ou même font reculer l'ossification. J'ai observé sur les animaux une influence analogue. Une épizootie d'œdème érysipélateux, qui me parut être un véritable érysipèle, envahit le local où se trouvaient mes animaux en expérience. La plupart crevèrent, et des opérations qui, en de toutes autres circonstances, étaient toujours suivies de reproduction, n'avaient pas donné lieu au moindre travail réparateur. Sur quelques sujets opérés, huit ou dix jours avant l'invasion de la maladie, le travail s'arrêta tout à fait et même recula. La substance nouvelle non encore complètement ossifiée fut résorbée. Il se passait ici ce que j'ai plusieurs fois constaté sur l'homme pendant la période de consolidation des fractures, sous l'influence d'une variole ou d'un état général grave intercurrent ; il y avait ramollissement et absorption du cal. Deux fois aussi, sur l'homme, j'ai vu manifestement disparaître, sous l'influence d'un érysipèle, des ossifications réparatrices après une résection sous-périostée. Quand l'os reproduit est ancien et définitivement constitué, cette absorption n'est pas plus à craindre que pour les parties constituantes du squelette normal. Comme la régénération peut être entravée, retardée et par conséquent incomplète, au bout de plusieurs mois, une absorption partielle peut avoir lieu pendant tout ce temps-là.

On a signalé quelques reproductions après des résections dans lesquelles on n'avait pas conservé le périoste; je ne demanderais pas mieux que de pouvoir admettre ces faits-là, ils prouveraient que la reproduction, loin d'être impossible, comme le croient quelques chirurgiens, est plus facile que je ne l'admets moi-même. Mais en examinant ces faits, on voit qu'il faut les interpréter autrement; ils rentrent, en effet, dans la catégorie de ceux dans lesquels on a conservé le périoste sans le savoir et sans le vouloir, ou du moins sans s'en préoccuper. Je ne connais pas un seul cas dans lequel il y aurait eu reproduction de l'os après ablation intentionnelle ou nettement signalée de l'enveloppe périostique. Chez l'homme comme chez les animaux, le périoste seul peut donner lieu à des régénérations véritables.

A ce propos, je dois signaler un fait aussi important au point de vue pratique qu'utile à connaître au point de vue théorique : c'est la séparation du périoste et la dénudation des os dans les fractures compliquées par le fait de l'issue des fragments à travers les chairs. J'ai fait de nombreuses expériences sur le cadavre humain et sur les animaux vivants, et j'ai vu, dans la plupart des fractures des os longs des membres avec issue des fragments, que la partie saillante de l'os était généralement privée de son périoste. La gaîne périostique reste adhérente aux parties molles, et si alors on pratique une résection, on laisse forcément le périoste dans la plaie. On fait donc une résection sous-périostée sans le vouloir et quelquefois sans le savoir. Cette circonstance explique comment on a pu observer des régénérations osseuses à une époque où il n'était pas encore question de conserver le périoste. Cette conservation opérée par la nature elle-même avait lieu sans que le chirurgien s'en préoccupât le moins du monde, et la régénération de l'os s'en suivait. On a pu se servir de ces faits pour combattre ma manière de voir, mais vous voyez qu'ils en sont, au contraire, une nouvelle confirmation.

La résection du fémur, suivie de reproduction pratiquée par M. Fabre, de Meyrones (*Gaz. des hôp.*, 1860), sur un enfant de six ans, et qu'on a regardée comme une preuve de l'inutilité du périoste pour la régénération osseuse, ne peut pas recevoir une autre interprétation. Dans toutes les fractures du fémur que j'ai pratiquées sur des cadavres du même âge que l'opéré en question, j'ai vu la plus grande partie de la gaîne périostique rester adhérente aux parties molles profondes. C'est surtout chez les enfants et les jeunes sujets que la séparation spontanée du périoste s'opère au moment où l'os perce la peau. Chez les adultes, elle est beaucoup moins complète, et chez les vieillards, elle est exceptionnelle. Elle varie selon les divers os et le siége de la plaie. Tout dépend, du reste, de la manière dont est faite la fracture et de l'obliquité de sa direction. Quand l'os est cassé par un effort brusque et violent, un des fragments, coupé en bec de flûte, les deux même, dans certains cas, percent la gaîne périostique et font saillie à travers la peau, comme la partie ligneuse d'une branche d'arbre qu'on brise au moment de la sève. Les deux bouts s'échappent à travers l'écorce déchirée.

D'après ce que l'expérimentation nous a appris relativement à l'influence de l'âge sur la régénération des os, il ne faut pas attendre chez l'homme des reproductions à toutes les époques de la vie. C'est la jeunesse et l'adolescence qui présenteront les conditions les plus favorables. A partir du moment où l'accroissement est terminé, c'est-à-dire, à partir de l'âge de 25 ans, les propriétés régénératrices du périoste diminueront graduellement, et sans pouvoir dès aujourd'hui préciser l'époque de la vie après laquelle la régénération doit manquer chez l'homme, il est probable qu'après 35 ans une résection sous-périostée pratiquée *sur un os sain*, ne donnera lieu qu'à une reproduction très-incomplète. Nous avons vu que chez les lapins de deux ans, la régénération était insuffisante et rudimentaire ; mais d'autre part, rappelons-nous qu'en irritant préalablement le périoste, on rend à cette membrane une partie de ses propriétés premières.

J'ai attaché une certaine importance à ce fait expérimental, et j'y reviens encore ici, parce qu'il nous fait comprendre comment un os peut conserver pendant plus longtemps la propriété de se régénérer. Le périoste épaissi qui entoure un os enflammé est plus propre à la régénération que le périoste sain. Dans mes expériences, je ne fais que répéter ce que la nature produit elle-même dans les inflammations du tissu osseux.

Il y aura par cela-même une différence, au point de vue de la régénération, entre les résections pratiquées pour cause traumatique, et celles pratiquées pour altérations inflammatoires, et parmi les premières entre celles qui seront pratiquées immédiatement après l'accident, et celles qui seront secondaires. Je ne puis qu'indiquer ici ces différences ; mais en partant de ce fait qu'une irritation modérée augmente les propriétés ostéogéniques du périoste, on conçoit les déductions que l'on peut en tirer. Notons seulement, que si c'est chez les enfants et les jeunes sujets qu'on obtient les reproductions les plus rapides et les plus complètes, c'est heureusement par cela même à l'âge ou l'on en aura le plus de besoin, en raison de la plus grande fréquence des affections osseuses pendant que le squelette prend son accroissement. L'accroissement en épaisseur qui se fait par le périoste, continue, bien que l'accroissement en hauteur soit terminé.

La régénération n'est pas cependant impossible dans la vieillesse à la suite des nécroses. Il existe dans la science un cas de reproduction de la mâchoire sur un homme de 70 ans (1).

(1) Cas de Gerrit-Van-Wy cité par Vigaroux.

Septième proposition. — *Les résections sous-périostées doivent être pratiquées sur l'homme, et si l'expérience clinique n'était pas venue déjà prouver cette régénération, il faudrait la tenter encore en se mettant dans les conditions qui nous la font obtenir chez les animaux.*

Vous avez constaté, au commencement de cette séance, un fait qui, à lui seul, est une démonstration éclatante de ce que je viens d'avancer. Oui, Messieurs, à lui seul, le fait de M. Aubert répond à toutes les objections qu'on a pu adresser aux résections sous-périostées, et si j'étais venu ici dans l'unique but de me mêler à une discussion, je n'opposerais pas d'autre argument à mes contradicteurs. Rien ne manque au magnifique succès dû à l'habileté de nos confrères de Mâcon, MM. Jambon et Aubert. Vous avez eu sous les yeux l'os enlevé d'une part, et de l'autre l'os reproduit. Vous avez pu juger qu'il s'agissait d'une véritable résection sous-périostée, c'est-à-dire qu'on n'avait pas enlevé un os mort, mais un os malade et vivant, et vous avez pu constater la reproduction complète des parties enlevées. On avait réséqué 10 centimètres de l'extrémité inférieure du tibia, y compris l'épiphyse et toute la surface articulaire, et tout cela a été réparé. Il y a une masse osseuse évidente et, qui plus est, une malléole de nouvelle formation. M. Aubert a fait marcher son malade devant vous, et vous avez vu qu'il ne boitait pas sensiblement, malgré un léger raccourcissement du tibia du côté opéré, dû à ce que l'os avait cessé de grandir par cette extrémité. Il fait d'ailleurs 20 kilomètres dans sa journée et danse plusieurs heures de suite.

Oui, Messieurs, ce succès est si complet, ce fait est si probant que je me dispenserai de vous citer d'autres exemples.

S'il s'agissait d'un petit os ou d'un petit fragment d'os, on pourrait faire quelques objections ; mais il s'agit d'un os volumineux, d'une extrémité articulaire dont la fonction exige la régularité de la forme. Il s'agit, en outre, d'une des résections qui réussissent le moins bien par la méthode ordinaire.

Ce fait-là a donc tout ce qu'il faut pour entraîner la conviction, et il me dispensera de faire intervenir mes propres observations, à propos desquelles on pourrait craindre de ma part une tendresse exagérée et me dire que j'ai cru trop facilement ce que j'ai désiré.

Je dirai cependant que j'ai pratiqué environ trente résections sous-périostées (1) ; les résultats ont été, au point de vue de la régénération, tantôt bons, tantôt insuffisants, tantôt nuls. Ils ont été toujours subordonnés aux influences générales ou locales sur lesquelles je me suis longuement étendu. L'érysipèle a été la cause la plus fréquente de l'absence de reproduction. C'est dans les cas où j'ai pu éviter cette complication que j'ai obtenu les meilleures reproductions. J'ai vu reproduire ainsi la moitié externe de la clavicule, l'extrémité inférieure de l'humérus, la portion externe du maxillaire supérieur,

(1) Tous ces faits seront publiés prochainement dans un travail étendu que je prépare sur la matière. Joints à d'autres que j'ai observés depuis lors, ils me permettront de présenter, dans tous ses détails, cette importante question des résections sous-périostées que je ne puis qu'effleurer aujourd'hui.

des métatarsiens ou métacarpiens, etc., etc., et je suis persuadé que j'aurais obtenu un plus grand nombre de succès, si j'avais pu faire sortir plus tôt mes malades de l'Hôtel-Dieu et les envoyer à la campagne. C'est la crainte des influences nosocomiales qui m'a arrêté souvent dans des cas où la résection était parfaitement indiquée. Je n'aurais pas hésité à la faire dans un autre milieu, mais j'aimais mieux temporiser et recourir à d'autres moyens, pour ne pas exposer mon malade aux dangers d'une opération. J'ai préféré même deux fois amputer pour des lésions qui indiquaient la résection sous-périostée. Il s'agissait, dans un cas, d'une ostéite hypertrophique suppurée, datant de plusieurs années et ayant pour siége les deux tiers inférieurs du tibia. Le tiers inférieur surtout était profondément altéré; il eût fallu l'enlever, ainsi qu'une couche de 4 ou 5 millimètres d'épaisseur sur l'astragale. Dans l'autre, c'était une carie du même os remontant à 6 ou 7 centimètres au-dessus de la malléole. Dans les deux cas, l'articulation tibio-tarsienne était ouverte. Les conditions générales étaient telles que le malade ne pouvait pas être exposé aux chances d'une suppuration prolongée et qu'il se trouvait, d'ailleurs, dans un état physiologique peu favorable à la régénération de l'os. Lorsqu'il s'agit d'opérations qui n'ont pas par elles-mêmes une grande gravité, on peut toujours les tenter, bien que le milieu ne soit pas favorable, dût-on s'exposer à ne pas avoir de régénération.

Ce qu'il y a, du reste, de consolant dans les revers de la méthode, c'est que ces revers sont aussi beaux que les succès que donne la méthode ordinaire. Je reviendrai bientôt sur cette considération.

Je me dispenserai ici de rappeler tous les succès que la méthode doit à d'autres chirurgiens, je les ai, pour la plupart, reproduits et commentés ailleurs ; je veux seulement vous parler des faits de M. Larghi et citer MM. Langenbeck, de Berlin ; Borelli, de Turin ; Creus-y-Manso, de Grenade ; Verneuil, Giraldès, Maisonneuve, comme ayant observé cliniquement des régénérations osseuses après les résections sous-périostées.

J'ai soumis en 1858 à un examen critique les observations de M. Larghi *(Gaz. hebd.)* Je fis remarquer, avant de l'avoir pu observer sur mes propres opérés, que des régénérations aussi complètes et aussi rapides ne pourraient guère être obtenues dans la pratique des grands hôpitaux. Je m'élevai ensuite contre la résection des os nouveaux qui, en principe, ne doivent jamais être enlevés et qui se cicatrisent généralement, dès que les portions anciennes nécrosées ou cariées ont été extirpées. Mais tout en me séparant de M. Larghi au sujet des indications des résections sous-périostées, j'acceptai comme vraies les reproductions qu'il annonçait.

Tous les chirurgiens n'ont pas, en France, porté le même jugement sur ces opérations. Vous avez pu le constater, il n'y a qu'un instant. On a même écrit (1) qu'il fallait un certain amour du merveilleux pour y croire. Et ici, Messieurs, permettez-moi une réflexion, non pas seulement pour justifier ceux qui ont cru à ces observations, mais encore pour montrer combien peu est acceptable le scepticisme de ceux qui les repoussent.

Je suis partisan de la plus entière liberté de la critique ; elle n'est jamais trop sévère lorsqu'elle est juste et fondée ; qu'on discute, même avec passion, une théorie ou une opinion, c'est le droit de tout homme qui tient une plume ; mais lorsqu'il

(1) Sédillot. *De la régénération des os.* Strasbourg, 1864, p. 15.

s'agit d'un fait d'observation sur lequel un homme à l'état de raison n'a pas pu se tromper, personne, ce me semble, n'a le droit de le mettre en doute, s'il est affirmé par un observateur consciencieux. Or, les faits de M. Larghi sont tellement affirmatifs, ils sont racontés avec de tels détails, qu'on ne peut les repousser sans mettre sa bonne foi en suspicion. Je n'approuve pas, encore une fois, la conduite de cet habile et loyal chirurgien dans plusieurs de ses observations; je crois que j'aurais fait tout autrement que lui, ou plutôt que je me serais abstenu; mais ces opérations, discutables, très-discutables même au point de vue des indications, n'en sont que plus précieuses au point de vue de la régénération osseuse.

J'avais accepté ces observations après la lecture des mémoires de M. Larghi, mais je les accepte aujourd'hui avec plus de confiance encore, depuis que j'ai pu, dans un voyage récent à Verceil, causer avec M. Larghi lui-même et apprécier sa parfaite bonne foi. Et, du reste, Messieurs, à part les détails sur lesquels on peut désirer une description plus rigoureuse et plus de défiance à l'égard des causes d'erreur, les points principaux de ces observations ne sont pas en désaccord avec les faits expérimentaux que j'ai eu l'honneur de vous exposer. La rapidité de la reproduction (au bout de 40 et 50 jours) ne vous paraîtra plus impossible après ce que l'expérimentation nous a fait constater pour la résection du maxillaire chez le chien, par exemple. L'âge des malades et le milieu salubre dans lequel ils se trouvaient contribuent surtout à expliquer cette rapidité de la reproduction.

J'ajouterai encore que les observations les plus discutables au point de vue de l'opportunité de l'intervention chirurgicale sont les plus probantes, eu égard à la reproduction de l'os. Là où l'os nouveau lui-même aurait été enlevé, le périoste a fait les frais d'une nouvelle régénération.

HUITIÈME PROPOSITION. — *Les résections sous-périostées ont encore un autre avantage ; elles sont plus sûres dans leur manuel et plus simples quant à leurs suites immédiates. — A défaut d'une statistique comparative, on peut invoquer l'expérimentation, qui indique que chez les animaux les résections par la méthode ancienne sont plus souvent suivies de mort que celles par la méthode nouvelle. — La difficulté de décoller le périoste ne doit pas nous empêcher de pratiquer les résections sous-périostées, le périoste étant moins adhérent sur le vivant que sur le cadavre, sur un os malade que sur un os sain.*

La régénération de l'os n'est pas le seul avantage que j'attribue à la conservation du périoste. Cette méthode opératoire rend les résections plus sûres dans leur manuel et moins graves quant à leurs suites immédiates. On manœuvre, en effet, dans l'intérieur d'une gaîne fibreuse qui empêche le bistouri de s'égarer au moment de l'opération, qui sert de barrière à l'inflammation, et circonscrit ainsi le traumatisme. On sort l'os de sa gaîne comme un noyau de sa coque ; les résections se font pour ainsi dire par énucléation. Ces inductions théoriques, dont j'avais dû me contenter dans mon premier travail sur les résections sous-périostées, ont été pleinement confirmées par l'observation clinique.

Mais comme le nombre des cas chirurgicaux n'est pas assez considérable pour servir de base à une comparaison rigoureuse, j'invoquerai encore ici l'expérimentation. Il ne faut jamais conclure du peu de danger d'une résection sur un animal, à l'innocuité de cette résection sur l'homme; mais on peut parfaitement comparer deux genres de résections sur un même animal. La comparaison entre deux phénomènes ne peut guère être plus légitime. Eh bien, Messieurs, toutes choses égales d'ailleurs, la mortalité a été beaucoup plus considérable sur les animaux auxquels j'ai enlevé le périoste que sur ceux auxquels j'ai conservé cette membrane.

En consultant mes cahiers d'expériences, je trouve que sur 16 résections de la plus grande partie de radius ou ablations de cet os en totalité, 8 par la méthode ordinaire et 8 par la méthode sous-périostée, il y a eu 4 morts. Mais ces quatre morts se distribuent très-inégalement entre les deux méthodes, trois appartiennent à la méthode dans laquelle l'os est enlevé en même temps que le périoste, un seulement à l'ablation sous-périostée du radius. C'est dire que cette dernière opération a eu une mortalité de 12 pour 100, tandis que celle de la première était de 37 pour 100.

Ces chiffres me paraissent significatifs, ils représentent des unités parfaitement comparables, et ici la conclusion de l'animal à l'homme est on ne peut plus rigoureuse. De longtemps même l'observation clinique ne pourra fournir des éléments aussi légitimement comparables; je serai donc aussi affirmatif sur ce second avantage des résections sous-périostées que j'ai pu l'être sur le premier.

A propos du degré de gravité des résections sous-périostées, permettez-moi de revenir sur un fait dont les deux honorables membres qui m'ont précédé à la tribune se sont servis contre la méthode que je préconise. Ils vous ont parlé d'un malade auquel j'avais enlevé, par un erésection sous-périostée, la presque totalité de la diaphyse du tibia, et qui aurait succombé quelque temps après. M. Marmy a dit qu'à cette heure il devait être mort ou amputé; M. Desgranges, plus affirmatif, vous a dépeint sous les couleurs les plus sombres la fin tragique de ce malheureux, victime de l'opération que j'avais pratiquée.

Je vous dirai seulement à ce sujet, Messieurs, que j'ai reçu, il y a trois jours, une lettre du maire de Chalamont (Ain), m'annonçant que ce prétendu mort (qui n'est pas même amputé) est allé lui faire une visite vendredi dernier et viendra me voir prochainement.

Je suis heureux de rassurer sur son sort mon honorable collègue; je regrette seulement qu'il ait parlé de ce fait, comme de plusieurs autres qui me sont personnels, d'après des renseignements puisés à des sources étrangères.

Les résections sous-périostées exigent certainement un peu plus de temps que les résections ordinaires; la dissection du périoste est plus longue; il faut procéder lentement, à petits coups. Mais, Messieurs, je ne m'arrêterai pas sur cet argument, nous sommes déjà trop loin de l'époque où la rapidité dans le maniement du bistouri était la qualité la plus applaudie chez un chirurgien; aujourd'hui le *cito* entre un peu moins dans la préoccupation d'un opérateur, et s'il n'est dédaigné par personne, il est mis trop au-dessous du *tuto* pour entrer en balance avec lui. L'anesthésie a complètement changé, sous ce rapport, les conditions opératoires.

Malgré cet allongement dans la durée de l'opération, les résections sous-périostées sont une simplification opératoire. Par une incision unique, on enlève la plupart des os longs. On pénètre du premier coup dans la gaîne périostique, et on la détache avec la sonde-rugine en suivant le pourtour de l'os.

Quand je commençai à appeler l'attention sur les résections sous-périostées, une des objections qu'on m'adressait le plus souvent, c'était la difficulté de décoller le périoste. Les chirurgiens, même ceux qui passaient, et à bon droit, pour d'excellents anatomistes, alléguaient que cette dissection était une opération longue, douloureuse, impraticable le plus souvent.

On avait même dit (Vidal), qu'il fallait n'avoir jamais étudié le périoste pour proposer une pareille opération. Je dus alors démontrer que cette dissection était possible dans les cas les plus défavorables, qu'on ne conserverait certainement pas toujours une gaîne complète et partout continue, mais qu'on détacherait toujours, même chez les vieillards, la plus grande partie de l'enveloppe périostique. Je fis voir que toute choses égales d'ailleurs, la dissection était plus facile sur un os vivant et vasculaire, que sur un os mort et pris sur un membre exposé depuis plusieurs jours sur une table d'amphithéâtre. J'insistai spécialement sur les modifications que subit le périoste dans les maladies des os, modifications qui favorisent son décollement, au point quelquefois de le laisser détacher par le moindre effort sur la plus grande étendue d'un os. Je montrai encore combien il était facile de le détacher sur les jeunes sujets, et comme exercice d'amphithéâtre, je dépouillai, sur des enfants de 4 à 8 ans, des fémurs entiers sans produire de perte de substance à leur périoste, même au niveau de l'insertion des capsules articulaires. J'ajoutai enfin que, puisque le périoste produisait de l'os par lui-même, on aurait d'autant plus de chance d'obtenir une reproduction, qu'on en aurait conservé une plus grande étendue, et que les déchirures et les pertes de substance étaient moins à craindre depuis que les expériences sur la transplantation nous avaient révélé l'aptitude toute spéciale de cette membrane à se greffer au milieu des tissus voisins.

Neuvième proposition. — *Les indications des résections sous-périostées sont celles des résections en général que la pratique chirurgicale a adoptées. — Il s'agit de rendre ces opérations plus conservatrices en faisant reproduire la partie enlevée. — Les résections sous-périostées étant moins graves que les résections ordinaires, on peut enlever par la première méthode une plus grande portion d'os sans augmenter les dangers, et par cela même restreindre encore le nombre des amputations.*

Je disais tout à l'heure que ce qu'il y a de rassurant dans les revers de la méthode sous-périostée, c'est que ces revers sont en réalité aussi beaux que les succès de la méthode ordinaire. Quand vous opérez en effet par cette dernière méthode, c'est-à-dire sans conserver le périoste, vous n'espérez pas de reproduction et vous ne pouvez pas en obtenir. Vous l'attendez au contraire, quand vous conservez le périoste ; et si par une cause ou par une autre, cette reproduction vous fait défaut, vous vous trouvez absolument dans le même cas que si vous aviez complètement réussi par la méthode ordinaire. Or, comme d'autre part, la nouvelle méthode est plus sûre et moins dangereuse que l'ancienne, je ne sais vraiment pas sur quels arguments on peut se fonder pour la repousser.

Je comprends d'autant moins l'opposition qu'elle rencontre

dans quelques esprits, qu'il s'agit de restreindre de plus en plus les cas d'amputation et de rendre les résections plus conservatrices en faisant reproduire la partie enlevée.

Quand j'essayai d'établir pour la première fois les indications et les contre-indications de la méthode, j'eus soin de la maintenir dans des limites physiologiques et rationnelles; et, en recommandant la plus grande prudence à ses partisans futurs, je répondais par avance aux objections de ses adversaires d'aujourd'hui.

Et ici, Messieurs, je voudrais pouvoir vous citer quelques pages que j'écrivais à cette époque (1). Vous verriez que les adversaires des résections sous-périostées m'ont souvent prêté des opinions que je n'ai jamais eues.

Je vous rappellerai seulement qu'admettant en principe la fréquence de la guérison spontanée des lésions osseuses les plus avancées, je réservais la résection sous-périostée pour les cas où la nature et les moyens médicaux ou chirurgicaux ordinaires étaient restés impuissants. Je ne me faisais pas illusion sur l'obstacle qu'apporteraient à la régénération l'altération du périoste et les conditions générales du sujet sur lesquelles j'ai insisté il n'y a qu'un instant. Je voyais dans la conservation du périoste un moyen de perfectionner les résultats des résections et de généraliser ces opérations qui ont déjà si heureusement restreint le champ d'application des amputations. Et pour qu'il n'y eût pas d'équivoque dans ma pensée, j'avais éliminé tous les cas de nécrose, dont la thérapeutique était rationnellement instituée depuis les travaux de David. Cette distinction est fondamentale, et je regrette qu'elle ait

(1) *Gazette hebdomadaire*, 1858.

été oubliée depuis par plusieurs chirurgiens qui ont donné comme des nouveautés la régénération des os à la suite des nécroses spontanées. Ce n'est pas pour l'extraction d'un séquestre qu'il peut être question de résection ou d'ablation sous-périostée ; ces opérations ne s'appliquent qu'à l'extraction partielle ou totale d'un os vivant.

Ce que je disais alors, je le répéterais encore aujourd'hui. Il ne s'agit pas d'aller enlever un os sous le moindre prétexte, dans le but de le refaire à neuf et de le faire reproduire. C'est aux gens du monde seuls qu'ont pu venir de pareilles idées, et vraiment les adversaires des résections sous-périostées auraient pu se dispenser de combattre de si sottes erreurs.

Quant à moi, Messieurs, si je continue à être partisan des résections sous-périostées, et si j'ai de plus en plus confiance dans cette méthode opératoire, c'est que tous les faits cliniques que j'ai pu observer, même ceux qui au premier abord semblent les plus défavorables, m'ont paru de plus en plus d'accord avec les résultats que j'ai obtenus par l'expérimentation.

Je ne puis qu'effleurer cette vaste question des résections sous-périostées, mais dans l'examen rapide qu'il m'est possible d'en faire, je dois m'attacher surtout aux points litigieux, et qu'on est exposé à mal interpréter. A ce titre, les indications méritent toute notre attention. Ces opérations s'exécuteront sur des os sains et sur des os malades. Les premières, comme l'ablation du maxillaire pour un polype naso-pharyngien ; la résection de la clavicule pour une compression du plexus brachial, seront rares par rapport aux autres qui s'adressent surtout aux ostéites suppurées et à la carie. Les résections par cause traumatiques tiendront le milieu entre les deux variétés précédentes et se rapprocheront de l'une ou de l'autre, selon qu'on opèrera à un moment plus ou moins éloigné de l'accident.

Dirai-je maintenant qu'elles seront plus graves pour les segments à un seul os comme la cuisse et le bras, que pour les segments à deux os comme la jambe et l'avant-bras, mais ce sont là des considérations tellement acceptées pour les mutilations en général que je ne dois pas y insister. Je dirai seulement que la moins grande gravité des résections sous-périostées doit rendre plus hardi dans certains cas, lorsqu'il s'agit de choisir entre une amputation et une résection.

Les os les plus volumineux des membres peuvent être régénérés par le périoste. Des portions considérables du tibia, de l'humérus, ont été reproduites avec une longueur et une épaisseur à peu près égales. Vous venez d'en avoir un exemple sous les yeux. On pourra, dans certains cas déterminés, enlever la presque totalité et même à la rigueur la totalité de ces os, pour l'humérus du moins, dans les cas d'ostéite chronique suppurée par exemple, lorsque la maladie n'a pas de tendance à guérir et résiste aux traitements hygiéniques et chirurgicaux les mieux entendus. Des lésions très-graves de ces os guérissent le plus souvent par les seules forces de la nature, mais il en est qui ne guérissent pas et qui menacent la vie du malade. C'est lorsque les articulations voisines sont ouvertes par la propagation de la maladie et sont le siége d'une suppuration menaçante pour la vie. Ces cas sont rares, je le répète, mais on les rencontre quelquefois chez les jeunes sujets. Au membre inférieur, il faut redoubler de prudence dans la détermination des indications.

Le fémur n'a été enlevé qu'une fois dans sa plus grande étendue (Creus-y-Manso), et la mort s'en est suivie. Jusqu'à présent j'ai toujours repoussé les résections sous-périostées pour le genou. Ici, il importe par-dessus tout d'obtenir l'ankylose. Il vaut mieux alors mettre en rapport les surfaces osseuses pour les faire souder directement. On peut seulement étaler le périoste en manchette tout autour pour augmenter les chances de consolidation. Mais à part le fémur et l'extrémité supérieure du tibia, les autres portions osseuses du membre inférieur peuvent être enlevées par une résection sous-périostée; le fait de MM. Jambon et Aubert le démontre pour le tibia. Mais encore une fois, n'oublions jamais que dans le membre inférieur tout doit être sacrifié à la solidité, qu'il ne faut se déterminer à des résections que lorsqu'il y a indication parfaitement nette et précise, et que les conditions anatomiques et physiologiques du membre sont favorables à une bonne reproduction.

Je ne compare pas les résections sous-périostées avec l'évidement, car, Messieurs, ces opérations ont des indications spéciales ; là où s'arrête le pouvoir curateur de l'une l'efficacité de l'autre commence ; un os qu'on pourra guérir en l'abrasant, en le ruginant, en l'évidant, ne doit pas subir une résection sous-périostée. Les cas dans lesquels on peut avoir à hésiter sont de beaucoup les moins nombreux.

J'ai fait depuis longtemps cette distinction, et je regrette que M. Sédillot persiste toujours à mettre en parallèle des opérations qui sont faites pour se compléter, se succéder, et qui peuvent parfaitement vivre en bonne intelligence.

Les abrasions superficielles ou profondes, les résections d'une portion de l'épaisseur des os, les excavations d'une partie cariée, avec ou sans cautérisation au fer rouge sont des opérations que personne ne conteste, que tout le monde met en pratique plus ou moins depuis l'antiquité, et auxquelles j'ai recours pour ma part toutes les fois que je les juge suffisantes.

J'ai eu cependant quelques déceptions à propos de l'évidement. Autant il m'a réussi pour les os du tarse, pour la diaphyse des os longs et pour les petites articulations, autant j'en ai été peu satisfait pour l'articulation tibio-tarsienne. La len. teur du processus réparateur est souvent désespérante; et la cavité creusée par la gouge est très-longue à se combler; des accidents surviennent dans l'intervalle et forcent le chirurgien à recourir à un moyen plus radical.

Les ostéites chroniques diaphysaires et même épiphysaires survenues chez les jeunes sujets, se gnérissent généralement à la longue lorsque les articulations correspondantes ne sont pas envahies. Certains scrofuleux ont le corps couvert de cicatrices adhérentes aux os, et les diverses ostéites dont ils ont été atteints se sont guéries sans opération chirurgicale. Il y a eu des suppurations prolongées; mais une fois un petit séquestre expulsé, la cicatrisation s'est produite.

Des fistules multipliées avec décollement étendu sont entretenues par des séquestres presque microscopiques, et il suffit d'enlever ces produits de l'ostéite pour faire disparaître tous les accidents. Ce n'est pas pour des cas de ce genre qu'il peut raisonnablement être question de résections sous-périostées, malgré l'apparence morbide du reste de l'os qui est hypertrophié et rendu inégal par des ostéophytes périphériques. Les couches surajoutées par l'inflammation autour d'un os malade sont un produit pathologiqce sans doute, mais elles n'entretiennent pas la maladie, et ne l'empêchent pas de guérir quand le point primitivement malade a été détruit ou enlevé par l'art, ou bien spontanément éluminé. Ce n'est que lorsque de grandes surfaces sont altérées, que les tissus profonds de l'os sont envahis, que la suppuration persiste après l'ablation des séquestres, l'abrasion des parois de leur cavité, ou l'excavation avec le gouge et le fer rouge des parties altérées qu'on peut penser à enlever la totalité de l'épaisseur de l'os. Je n'ai que dans trois circonstances enlevé dans toute leur épaisseur des portions diaphysaires centrales. Dans tous les autres cas, les articulations étaient ouvertes et en pleine suppuration, et j'ai révéqué alors les portions terminales des os, diaphyse et épiphyse. C'est l'ouverture de l'articulation qui, en commandant une intervention chirurgicale, m'a décidé à enlever une plus ou moins grande longueur de l'os ; j'ai alors préféré la résection sous-périostée à l'amputation, et je suis de plus en plus convaincu de la supériorité de ce moyen (1),.

C'est en agissant surtout dans les cas ou les articulations sont ouvertes que je me sépare des chirurgiens Italiens, qui ont opéré sur des diaphyses. Les ostéites diaphysaires, et à plus forte raison celles dans lesquelles la présence d'un grand séquestre est le principal élément de la maladie simple, guériront, je le répète, le plus souvent par les moyens ordinaires, extraction des séquestres, abrasion, cautérisation, trépanation, etc.

(1) J'ai ainsi enlevé la moitié supérieure de l'humérus ; sept centimètres de l'extrémité inférieure du tibia, etc.

DIXIÈME PROPOSITION. — *Le principe physiologique de l'Ostéoplastie périostique repose sur la propriété de s'ossifier que possède le périoste transplanté ou déplacé. — Les faits de rhinoplastie et d'uranoplastie démontrent que cette application de la physiologie expérimentale a été suivie du plus heureux succès. — En combinant l'Ostéoplastie périostique ou indirecte avec l'Ostéoplastie osseuse ou directe, on peut réparer d'une manière fixe et permanente le squelette de certaines parties de la face, et par cela même faire réussir des opérations autoplastiques qu'on avait abandonnées après les insuccès des méthodes ordinaires.*

Ce fut après avoir constaté l'ossification des lambeaux de périoste déplacés et transplantés que j'émis le principe de l'Ostéoplastie périostique. Je proposai de disséquer des lambeaux cutanés ou muqueux doublés de périoste pour les faire ossifier et réparer ainsi les pertes de substance de squelette. La puissance de l'autoplastie me sembla s'élever d'un degré, puisque nous devions espérer de faire développer du tissu osseux, là où il était impossible de s'en procurer par les méthodes ordinaires.

La réparation des organes de la face me parut être le principal champ d'application de l'Ostéoplastie périostique ; là, en effet, la forme d'un organe est de la plus grande importance, et il est essentiel de lui donner le plus de fixité possible. Pour la réparation du nez, par exemple, il était essentiel, si l'on voulait rappeler la faveur des chirurgiens sur cette opération, de leur fournir un nouveau moyen de lutter contre cette rétraction incessante que subissaient les nez refaits avec la peau seulement.

Il fallait opposer à cette rétraction un obstacle fixe et permanent. Je pensai qu'en taillant des lambeaux cutanés doubles de périoste, on remédierait à ce grave inconvénient ; mais comme le périoste ainsi déplacé ne pouvait pas s'ossifier immédiatement, que son ossification pouvait rester incomplète ou même manquer dans certains cas, par les mêmes raisons qui empêchent la reproduction des os après les résections sous-périostées, j'eus l'idée de construire une charpente immédiate par la mobilisation des parties osseuses voisines. Mes expériences sur les greffes osseuses (1), que je ne fais que citer ici pour ne pas abuser de l'attention que vous voulez bien m'accorder, me rendaient de plus en plus confiant dans la soudure de ces lambeaux ainsi détachés, pourvu qu'ils restassent entourés de leur périoste. J'avais alors une double ressource contre la rétraction de la peau ; les lambeaux osseux devaient s'opposer à la rétraction immédiate des parties cutanées et donner ainsi au périoste le temps de se durcir et de s'ossifier. Je pensai que la combinaison de ces deux manières d'agir créerait les meilleures chances de succès pour lutter contre la rétraction des parties molles dans la rhinoplastie en particulier,

(1) *Journal de physiologie*, Brown-Séquard, 1860.

et comme elles reposaient chacune sur un fait physiologique spécial et qu'elles pouvaient d'ailleurs être employées isolément, je dus en faire deux méthodes distinctes et leur donner à chacune un nom particulier. J'avais appelé d'abord *Ostéoplastie périostique* l'opération autoplastique qui avait pour but la production de l'os au moyen de lambeaux de périoste ; je donnai le nom d'*Ostéoplastie osseuse* à celle qui avait pour but la réparation d'un organe au moyen de lambeaux osseux taillés avec leur périoste et déplacés au milieu des tissus. J'appelai encore la première *Ostéoplastie indirecte*, par opposition à la seconde qui constituait l'*Ostéoplastie directe*.

Voyons maintenant les résultats cliniques qu'a produits la méthode. Les inductions physiologiques ont été justifiées ; on a pu obtenir du tissu osseux à la face profonde des lambeaux doublés de périoste, malgré les mauvaises conditions où se trouvent les lambeaux, par l'exposition à l'air, dans l'intérieur des cavités nasale et buccale. Cette ossification n'a pas été vérifiée par l'autopsie ; ce n'est pas moi qui regretterai l'absence de ce complément de preuves. Mais on a constaté la présence d'un tissu dur, de consistance osseuse, remplissant parfaitement les usages d'un os véritable. C'est en raison de la résistance de ce tissu et de son impénétrabilité par de fortes épingles qu'on le considère comme de nature osseuse. Les cicatrices fibreuses sont très-dures et pourraient quelquefois donner lieu à une erreur. Mais il est des cas où cette confusion n'est pas possible. Dans le cas où j'ai admis l'ossification d'un lambeau périostique, dix mois après une opération de rhinoplastie, l'épingle traversait la peau dans l'espace de trois millimètres, puis était arrêtée par un plan très-résistant et indépressible sous l'effort du doigt. Quelque temps auparavant, ce tissu que je considère comme osseux, se trouvait encore pénétrable par un instrument aigu. Mais déjà, à ce niveau, si l'on poussait l'épingle plus loin, on sentait un craquement comparable à celui qu'on produit en traversant la coque amincie d'un kyste osseux avec le même instrument.

M. Langenbeck a poussé plus loin la démonstration. Sur un malade opéré de la rhinoplastie, il enleva un petit morceau de la substance qui paraissait ossifiée. On examina ce morceau au microscope et on constata qu'il y avait du véritable tissu osseux.

Cette observation résout la question ; mais je citerai encore les opérations d'uranoplastie si nombreuses qu'a déjà pratiquées cet éminent chirurgien, et après lesquelles il a pu constater plusieurs fois la formation d'un plan solide, indépressible et qu'il a considéré comme formé par du tissu osseux véritable.

Après mes propres opérations d'uranoplastie, je n'ai pas constaté d'une manière positive la présence de l'os, car j'ai perdu de vue mes opérés six semaines ou deux mois environ après l'opération. Dans un cas cependant, au bout de trois mois, la perte de substance était comblée par un tissu ossifié dans une partie de son étendue (1).

Certainement que ces lambeaux ayant leur face périostique libre, sont dans de mauvaises conditions pour s'ossifier ; mais la suppuration de la surface n'est pas un obstacle insurmon-

(1) Au bout de six mois, l'épingle ne traversait le palais que sur la ligne médiane, au niveau de la réunion des lambeaux. Sur les parties latérales de la perforation, il y avait une substance tellement résistante que l'épingle se trouvait arrêtée, malgré une forte pression, et cependant la même épingle traversait facilement l'inguis sur le cadavre.

table. Cette surface bourgeonne, et sous la couche de bourgeons charnus, l'ossification finit par se produire. Du reste, l'ossification manquât-elle souvent, comme il est à croire que cela arrivera, en raison des circonstances que nous avons indiquées, on aura toujours, avec des lambeaux périostiques, un plan fibreux beaucoup plus résistant que si on déplace seulement la peau. Pour l'uranoplastie, la dissection de lambeaux simplement muqueux est excessivement difficile et conduit sûrement à un insuccès ; aussi l'ostéoplastie périostique n'aurait-elle produit que la possibilité de réparer les pertes de substance de la voûte palatine, que je me féliciterais d'en avoir émis le principe.

Les pièces que je vous ai déjà montrées à propos de la première et de la cinquième proposition, me dispensent de revenir encore sur les fondements physiologiques de cette opération. Le périoste palatin produit du tissu osseux comme le périoste frontal. Le retard que peut éprouver cette ossification ne doit pas nous faire conclure à son impossibilité. S'il fallait encore de nouvelles preuves en faveur de cette ossification, j'appellerais votre attention sur cette pièce prise sur le chat. Je voulais enlever la plus grande partie de la voûte palatine, en conservant le périoste nasal, mais au moment où j'allais terminer l'opération, l'animal fit un mouvement qui me fit faire au plan nasal une perforation avec perte de substance aussi large qu'au plan buccal. J'abandonnai cette perforation à elle-même, me réservant de la combler plus tard par une uranoplastie périostique, pour faire une étude plus rigoureuse et plus applicable à l'homme des modifications ultérieures des lambeaux. Mais j'ai sacrifié l'animal, il y a quelques jours, pour vous montrer la pièce, et vous pouvez voir que, malgré une perforation due au défaut de suture des bords du périoste palatin, la reproduction de l'os s'est faite dans les deux tiers de son étendue. Les deux plans périostiques, le nasal et le buccal, ne s'étaient pas soudés régulièrement entre eux, et sur certains points ossifiés, le périoste buccal était seul. A ce point de vue, cette pièce a son importance, car elle est une démonstration expérimentale de l'ossification des lambeaux périostiques isolés. Je rappellerai encore, à ce sujet, que dans le fond d'une gaîne périostique qui suppure, on peut sentir des noyaux osseux se former sous les bourgeons charnus, comme j'ai pu le constater plusieurs fois. Dans le cas de reproduction de la portion externe du maxillaire supérieur que j'ai communiqué récemment à la Société de chirurgie, l'ossification avait été également produite par un lambeau de périoste libre par une de ses faces dans la cavité buccale. Ainsi donc, quoique cette exposition à l'air soit une circonstance défavorable, elle n'est pas un obstacle insurmontable à la production du nouvel os. L'ossification se produit sous la couche de bourgeons charnus qui se forme tout d'abord à la surface libre du périoste. Dans les cas où cette ossification n'a pas lieu, et on doit s'attendre à son absence chez les sujets âgés et après les grandes pertes de substance, le périoste se durcit au point de remplir les usages d'un os véritable, en donnant au nouvel organe la résistance et la fixité. Ici encore, comme pour les reproductions, la question de l'âge est de la plus grande importance, et j'aurais à vous répéter les mêmes considérations.

La dissection des lambeaux périostiques pourrait faire craindre la nécrose de l'os dénudé ; cet accident ne m'est pas encore arrivé dans mes opérations, et elle ne paraît pas redoutable, surtout quand on peut recouvrir l'os dénudé par le rapprochement des parties voisines et, par exemple, par le glissement de la peau du front. Sur les animaux, les os supportent très-bien la dénudation, pourvu qu'ils ne s'enflamment pas. Ténon l'avait déjà expérimentalement prouvé, il y a près d'un siècle, et je l'ai vérifié des centaines de fois.

Ne pouvant aborder l'étude des cas particuliers, je m'en tiendrai à ces considérations générales sur l'Ostéoplastie périostique. J'ai voulu seulement en démontrer les fondements physiologiques et faire voir combien ont été légitimes les déductions que j'avais tirées de mes expériences sur la transplantation du périoste. Ce qui n'était qu'une espérance, il y a six ans, est devenu une réalité aujourd'hui.

Ainsi donc le périoste de l'homme se comporte comme le périoste des animaux; il peut être détaché de l'os et déplacé avec les lambeaux cutanés et muqueux sans perdre ses propriétés ostéogéniques. Cette dernière application à la chirurgie vient, une fois de plus, consacrer l'accord que j'ai eu si souvent l'occasion de constater dans le cours de cette exposition entre les faits cliniques et les faits expérimentaux. Il ne faut certainement pas conclure systématiquement des animaux à l'homme; mais s'il est dangereux d'exagérer leurs rapports, il est plus dangereux encore de les méconnaître et de les nier.

Lyon. — Imp. d'Aimé Vingtrinier, rue Belle-Cordière, 14.

www.ingramcontent.com/pod-product-compliance
Ingram Content Group UK Ltd.
Pitfield, Milton Keynes, MK11 3LW, UK
UKHW020417230726
13925UKWH00004B/1495